BEI GRIN MACHT SICH IHR WISSEN BEZAHLT

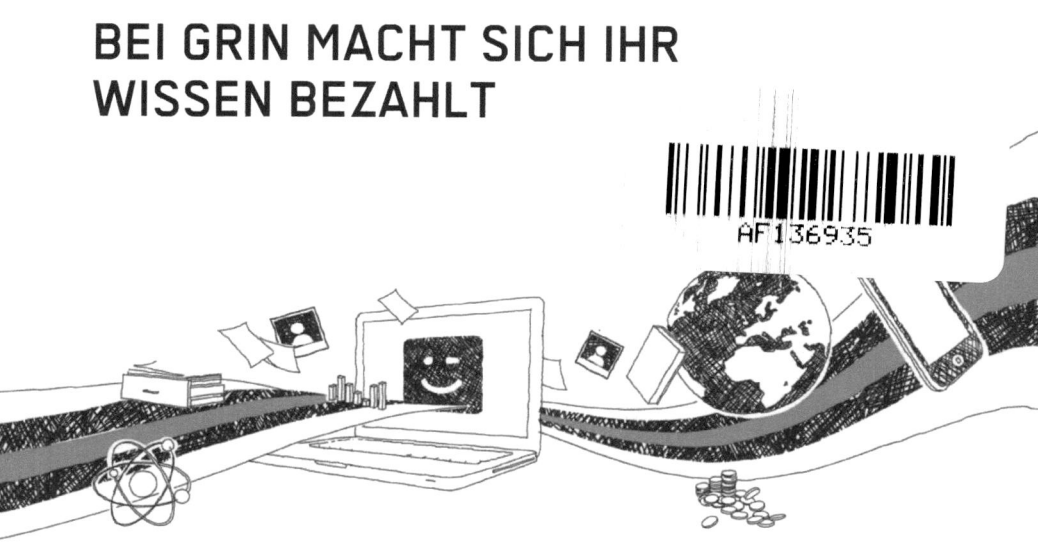

- Wir veröffentlichen Ihre Hausarbeit, Bachelor- und Masterarbeit

- Ihr eigenes eBook und Buch - weltweit in allen wichtigen Shops

- Verdienen Sie an jedem Verkauf

Jetzt bei www.GRIN.com hochladen und kostenlos publizieren

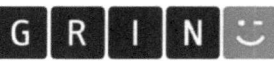

Gesundheitsförderung und Prävention in Lebenswelten

Ronnie Straßer

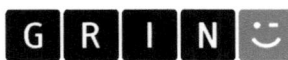

Bibliografische Information der Deutschen Nationalbibliothek:

Die Deutsche Nationalbibliothek verzeichnet diese Publikation in der Deutschen Nationalbibliografie; detaillierte bibliografische Daten sind im Internet über http://dnb.d-nb.de abrufbar.

ISBN: 9783346305114
Dieses Buch ist auch als E-Book erhältlich.

Druck und Bindung: Books on Demand GmbH, Norderstedt Germany
Gedruckt auf säurefreiem Papier aus verantwortungsvollen Quellen

Das vorliegende Werk wurde sorgfältig erarbeitet. Dennoch übernehmen Autoren und Verlag für die Richtigkeit von Angaben, Hinweisen, Links und Ratschlägen sowie eventuelle Druckfehler keine Haftung.

Das Buch bei GRIN: https://www.grin.com/document/956920

Deutsche Hochschule für
Prävention und Gesundheitsmanagement
Hermann Neuberger Sportschule 3
66123 Saarbrücken

Einsendeaufgabe

Fachmodul:	Gesundheitsförderung und Prävention in Lebenswelten
Studiengang:	Gesundheitsmanagement
Datum Präsenzphase:	20.04. - 23.04.2020
Name, Vorname:	Straßer, Ronnie
Studienort:	**Saarbrücken**
Semester:	**WS17**

Inhaltsverzeichnis

1   Analyse der Ausgangsituation

Die zentralen Lebenswelten sind: Kindergarteneinrichtung, Schule, Betrieb, Kommune. Hier wurde das Setting Grundschule gewählt, um diese Lebenswelt zu analysieren und hierfür Handlungsansätze zur Gesundheitsförderung abzuleiten.

1.1 Rahmenbedingungen

Tab. 1: Rahmenbedingungen der XYschule (eigene Darstellung)

Name	- XYschule - Gemeinsame Grundschule XY
Standort	XY
Lage und Größe der Grundschule	- Mittelgroße Grundschule - Platz für ca. 250 Kinder - Lage in Mitten von Ramstein - Wohngebiet - Nahe angrenzender Reichswald
Zusammenarbeit mit außerschulischen Institutionen	- Jugendämtern - Jugendbüro - SOS Familienhilfezentrum - Erziehungsberatungsstelen - Schulsozialarbeit - Schulpsychologischem Dienst - Reha – Zentrum - Kinderärzten, Logopäden, Ergotherapeuten - DRK & LOS
Unterrichtszeiten	Für die Klassen 1. Und 2. beginnt der Unterricht um 7:45 Uhr und endet um 11:45 Uhr (Hausaufgabenbetreuung bis 15.45); für die Klassen 3. Und 4. beginnt der Unterricht auch um 7:45 Uhr und endet um 12:45 Uhr (Hausaufgabenbetreuung bis 15.45); Eine Unterrichtsstunde dauert 50 Minuten; Um 9:00 Uhr findet in allen Klassen ein gemeinsames Frühstück statt
Personengruppen im Setting	- 214 Schüler/innen - 13 Lehrerinnen - 2 Lehrer - 3 Fachlehrer und 3 Fachlehrerinnen - 7 Fachlehrerinnen - 2 Putzfrauen - Schulleitung 2 Personen

1.2 Gesundheitsbezogene Datenlage

Im Folgenden wird die gesundheitliche Ausgangssituation im Setting Grundschule, bezogen auf die Zielgruppe Schüler/innen und Lehrer/innen, analysiert.

1.2.1 Zielgruppe Lehrer/innen

28 Lehrkräfte arbeiten für die XYschule. Gegliedert in 23 Lehrerinnen und 5 Lehrer im Alter von 25 – 63 Jahren. Alle Lehrer/innen sind verbeamtet, beziehungsweise in der Probezeit zur Verbeamtung. Es findet ein regelmäßiger Austausch unter Lehrer/in-nen statt, bezüglich der „Problemfälle". Lehrkräfte sollen den Schülern Fach-, Sach-, Sozial-, Methoden- und Selbstkompetenz vermitteln. Zudem steht neben dem Erziehungsauftrag, das Erlenen kreativen Denkens als Fähigkeit einer Lehrkraft fest. Lehr- und Lernstrategien sollen im Unterricht dazu dienen, Schülerleistungen besser bewerten zu können. Ein Lehrer/in sollte ein selbstbewusstes Auftreten mit sich bringen, um als Vorbildfunktion die Motivation der Schüler zu stärken und somit die Entscheidungsfindung zu fördern. Der Grundsatz „den Bedürfnissen von Schülern und Eltern gerecht zu werden" und dabei ein positives Verhältnis untereinander zu schaffen. Das Stresslevel von Lehrkräften ist sehr hoch, da diese ständig erreichbar sein müssen und regelmäßigen Konflikten von Schülern als auch Eltern ausgesetzt sind. Außerdem ist die Aufgabe der Lehrkräfte, Unterrichte so vorzubereiten, dass dieser am folgenden Tag reibungslos abläuft. Dies kann das Stresslevel enorm belasten. Zudem führt ein Fachkräftemangel zu psychischen Erkrankungen, wenn beispielsweise der Krankenstand erhöht ist und man dies schwer kompensieren kann. Somit haben Lehrer/innen das ständige Gefühl präsent sein zu müssen und dadurch erleben sie wenig Entspannungsphasen. Damit verbunden können Krankheiten oft übergangen werden, da Stresssignale ignoriert werden und sie langfristige gesundheitliche Folgen davontragen. Außerdem ist der Bewegungsmangel, in Kombination mit überwiegend sitzenden und stehenden Tätigkeiten ein großer Einflussfaktor für Erkrankungen des Muskel-Skelett-Systems. Ein erhöhter Lärmpegel in den Klassen ist ein weiterer Negativfaktor auf die Gesundheit der Lehrkräfte, jedoch ist dieser abhängig von dem Auftreten der Lehrkraft. Die Infektionsgefahr ist stark erhöht, da Lehrkräfte dauerhaft im Kontakt mit Schülern sind, welche oft wenig Rücksicht auf eine ausreichende Hygiene nehmen. Daher sind gesunde Lehrkräfte Voraussetzung für den Erhalt der Qualität der Schule.

1.2.2 Zielgruppe Schüler/innen

214 Schüler/innen im Alter zwischen 6 und 10 Jahren sind an der XYschule angemeldet. Das Geschlechterverhältnis verteilt sich auf 123 Junge zu 91 Mädchen. In der XYschule kennen sich die meisten der Schüler/innen schon aus dem Kindergarten und es entfällt oft eine Eingewöhnungsphase. Jedoch kommen einige neue Kinder hinzu, welche schnell in das Umfeld integriert werden können. Die XYschule ist eine Grundschule die sehr bestrebt ist Kinder mit Migrationshintergrund und die soziale Unterschicht, in den Schulalltag zu integrieren. Der Alltag wird durch einen Stundenplan bestimmt und dabei sollen die Kinder überwiegend in den Klassenräumen sowie den Sportstätten sich aufzuhalten. Die Pausen finden auf dem Schulgelände statt, bei Regen sind die Schüler in den Aufenthaltsräumen. Hausaufgaben werden in der Schule erledigt, da es sich um eine Ganztagsschule handelt und somit haben die Kinder nach ihrer Schulzeit, freie Zeit, die sie für Sportaktivitäten beispielsweise nutzen können. Jedoch sind die Schüler einem ständigen Leistungsdruck ausgesetzt, um bestmögliche Noten zu erzielen. Durch soziale Unterschiede kann es zu immensem sozialem Druck, in Form von Mobbing, kommen. Negative Einflussfaktoren auf die Gesundheit der Schüler, durch die ständig sitzende Tätigkeit und einem hohen Lärmpegel in den Pausen, sieht es ähnlich, wie bei den Lehrkräften aus. Der Bewegungsmangel soll durch Sport minimiert werden, aber leider versuchen viele Kinder dem Sportunterricht zu entgehen. Da Grundschüler bis zu 8 Stunden in der Grundschule sind und dies ein wesentlicher Teil des Alltagsgeschehens der Kinder ausgemacht, ist das Setting Grundschule ein zentrales Inventionsziel der Prävention.

1.3 Analyse gesundheitsbezogener Daten

Im Folgenden wird die gegenwärtige Gesundheitslage von Lehrer/innen und Schüler/innen im Setting Grundschule beschrieben.

1.3.1 Zielgruppe Lehrer/innen

In Deutschland arbeiten ca. 800000 Lehrkräfte. Da in den vergangenen Jahrzehnten neben der Ausbildung der Schüler zahlreiche Aufgaben auf die Lehrkräfte dazukamen, somit wird die Arbeit der Lehrer/innen immer belastender (DAK, 2017). Bei der Befragung nannten die Lehrkräfte als Negativfaktoren Lärm, fehlende Erholungsphasen und Disziplinprobleme (DAK, 2017).

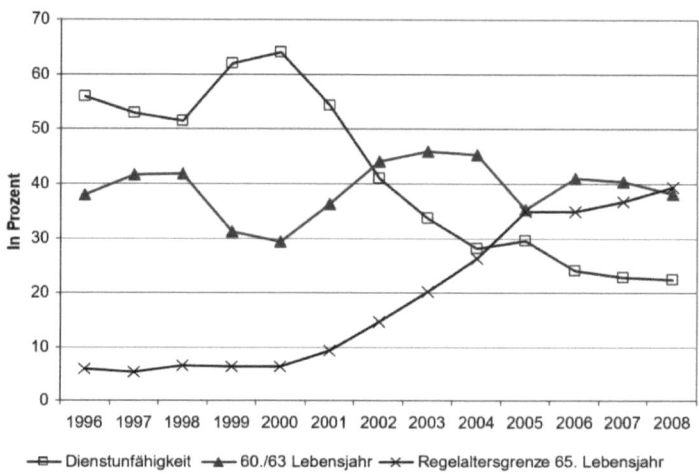

Abb. 1: Pensionierung von Lehrkräften im Zeitraum von 1993 bis 2009 (Krause, A, Meder, L., Philipp, A. & Schüpbach H.)

Die Linie mit Kreuzen zeigt in Abbildung 1 an, wie hoch der Anteil der Lehrpersonen war, die mit Erreichen der Regelaltersgrenze von 65 Jahren in den Ruhestand gingen. Dieser Wert lag im Jahr 2000 bei 6% und stieg bis 2008 auf 39% an. Die Linie mit Kästchen zeigt, dass der Anteil der Pensionierung aufgrund gesundheitlich bedingter Dienstunfähigkeit. Dieser Wert fiel von 64% (aus dem Jahr 2000) auf 22% (aus dem Jahr 2008). Somit könnte die Einführung von Abschlägen bei der Pensionierung aufgrund von Dienstunfähigkeit vor Vollendung des 63. Lebensjahres und die verstärkte Nutzung von Altersteilzeit Gründe hierfür sein. Eine Totalerhebung der Dienstunfähigkeitsbegutachtungen von Lehrkräften in Bayern zeigte, dass etwa die Hälfte der Lehrkräfte auf die Psyche als Grund für eine Dienstunfähigkeit bezog (Weber, A., Weltle, D. & Lederer, P., 2003). Dabei dominierten Depressionen mit 37% und Burnout mit 16%. Das hohe Stresslevel äußert sich meist in Form von Dauermüdigkeit und Erschöpfung. Schlafstörungen und Nervosität sind dabei mögliche Begleiterscheinungen. Danach folgten mit 17% Muskel- und Skeletterkrankungen sowie 10% Herz- und Kreislauferkrankungen (Weber, A., Weltle, D. & Lederer, P., 2003). Erkrankungen des Muskel-, Skelett-, Herz- und Kreislauferkrankungen lassen sich überwiegend auf die sitzenden bzw. stehenden Tätigkeiten zurückführen. Hinzu kommt oft eine „schlechte" Ernährung, da die Pausen zu kurz sind. Jedoch muss man sagen, dass die Erkrankungen des Muskel-, Skelett-, Herz- und Kreislauferkrankungen im Vergleich zu anderen Berufsgruppen nicht so stark ausgeprägt sind.

Die Psyche hingegen zeigt sich hier deutlich häufiger als bei anderen Berufsgruppen und muss somit verbessert werden.

1.3.2 Zielgruppe Schüler/innen

Im Setting Grundschule machen die Schüler/innen die größte Personengruppe mit ca. 40 Stunden pro Woche aus und verbringen die meiste Zeit in der Schule. Es besteht eine nahezu 100%ige Erreichbarkeit von Kindern und ist somit als Schlüsselsetting anzusehen. Wenn Gesundheitsförderung in der Grundschule betrieben wird, können somit auch weitere Erkrankungen vermieden werden und damit die Gesundheitskosten dafür sinken. Zudem ist die Gesundheit von Grundschulkindern stark mit dem Elternhaus verbunden. Da die Eltern bestimmen was gegessen und welche Sportmöglichkeiten betrieben wird. 15% der Kinder in Deutschland haben Übergewicht; bei ca. einem Drittel davon, ist es so ausgeprägt, dass diese sogar Adipositas haben (RKI &BZgA, 2008, S. 41).

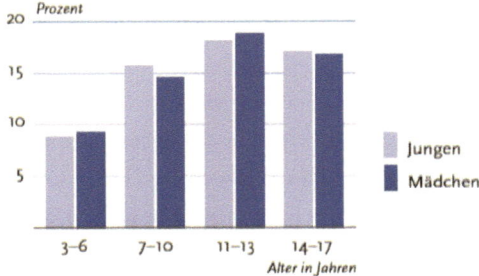

Abb. 2: Übergewicht (einschließlich Adipositas) bei Jungen und Mädchen in den verschiedenen Altersgruppen (RKI & BZgA, 2008)

Wie man deutlich in Abbildung 2 erkennen kann, ist die Anzahl von Kindern mit Übergewicht im Alter von 7-10 Jahren (Grundschulalter) fast doppelt so hoch als bei Kindern im Alter von 3-6 Jahren (Kindergarten). Im Alter von 11-13 Jahren ist die Anzahl von Kindern mit Übergewicht sogar noch höher bei ca. 17%. Bei der Geschlechterverteilung ist wenig aussagekräftig, da die Werte relativ ausgeglichen sind.

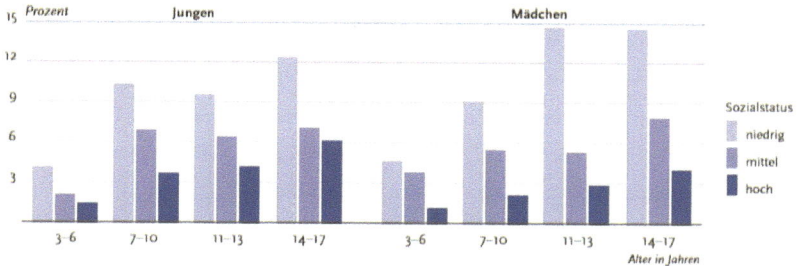

Abb. 3: Adipositas nach Alter, Geschlecht und Sozialstatus (RKI & BZgA, 2008)

An der Abbildung wird deutlich, dass je niedriger der Sozialstatus ist desto höher ist die Anzahl der Kinder mit Adipositas. Zu Beginn (3-6 Jahren) ist es noch nicht so stark ausgeprägt als beispielsweise bis 14-17 Jahren. Hier wird auch deutlich, dass viel mehr Fälle von Adipositas bei Mädchen im Alter von 11-17 Jahren auftreten als vergleichsweise Jungen im selben Alter. Die Schüler müssen die meiste Zeit, während des Unterrichts sitzen und wenn sie in ihrer Freizeit keinen Sport treiben kann es durch Bewegungsmangel zu Übergewicht und Adipositas kommen. Außerdem ist die Wendelinusschule eine Ganztagsschule bei der immer weniger Zeit für Freizeitaktivität bleibt. Oft ist die Qualität und Quantität des Sportunterrichts nicht ausreichend. Der hohe Medienkonsum ist ein weiterer Faktor, der Übergewicht fördert. Bei ungefähr 15% der Kinder und Jugendlichen in Deutschland – bei Jungen häufiger als bei Mädchen – findet man Anhaltspunkte für psychische Probleme (RKI & BZgA, 2008, S. 21). Zudem führt der zunehmende schulische Leistungsdruck zu psychosomatischen Symptomen. Defizite finden sich vor allem bei der Aufnahme von Wasser. Hinzu kommt ein zu geringer Konsum von Obst und Gemüse. Es werden zu wenig wünschenswerte Kohlenhydrate aufgenommen. Dafür wird zu viel Fleisch und Wurst gegessen. Fisch hingegen wird sehr wenig konsumiert. Die täglich empfohlene Energiemenge wird oft überschritten (Krug, S., Finger, J., Lange, C., Richter, A. & Mensink, G., 2018).

	Jungen			Mädchen		
	12–13 Jahre	14–15 Jahre	16–17 Jahre	12–13 Jahre	14–15 Jahre	16–17 Jahre
Alkoholische Getränke	2	60	230	1	36	72
Bier	2	55	198	0	26	45
Wein	0	2	6	0	4	8
Spirituosen etc.	0	4	27	0	6	19
Alkopops	0	2	15	0	4	10

Abb. 4: Mittelwerte (in ml pro Tag) zum Konsum alkoholischer Getränke (RKI & BZgA, S.2018, S. 72)

Die oben dargestellte Abbildung zeigt, dass Jungen im Vergleich zu Mädchen mehr als doppelt so viel Alkohol konsumieren (speziell im Alter von 16-17 Jahren). Es kommt immer früher bei Schülern zum ersten Kontakt mit Alkohol, was über längere Zeit gravierende Folgen mit sich bringen kann. Alkohol kann außerdem die gesunde Entwicklung vom Gehirn und Nerven beeinträchtigen. Ähnlich verhält es sich mit dem Rauchen, welche schlimme gesundheitliche Folgen mit sich führen kann.

1.4 Ableitung von Handlungsschwerpunkten

Nun werden Handlungsschwerpunkte aus dem gewählten Setting Grundschule abgeleitet und geeignete Ziele für Interventionen zur Gesundheitsförderung und Prävention formuliert.

Tab. 2: Handlungsschwerpunkte <u>für</u> eine Gesundheitsförderung von Personengruppen (eigene Darstellung)

	Lehrer/innen	Schüler/innen
Handlungsschwerpunkt I	*1. Reduzierung des Stressempfindens sowie die Förderung der Stressbewältigungsstrategien* <u>Begründung:</u> Psychische Belastungen entstehen durch Distress (andauernder negativer Stress), sodass eine Bewältigung nur noch schwer möglich ist. Durch eine Stärkung der Selbstwirksamkeit und dem Kennenlernen von Entspannungstechniken können Lehrkräfte dem Stress im Alltag neu bewerten und ihm mit neuen Methoden begegnen. Zudem wird durch eine stressfreie Organisation von schulischen Abläufen ein entspanntes Schulklima geschaffen, welches sich auf die Schüler/innen überträgt.	*1. Prävention von körperlicher Inaktivität und damit verbunden, dem Vorbeugen von Muskel-Skelett-Erkrankungen* <u>Begründung:</u> Im Vordergrund hierbei soll immer noch der Spaß stehen, denn ohne Spaß verlieren die Schüler/innen relativ schnell die Lust an den Übungen und machen nicht mehr mit. Es sollen gezielt Übungen gezeigt werden, durch die die Schüler/innen spielerisch Übungen erlernen mit denen diese gezielt Erkrankungen vorbeugen (Gewinn von Kraft und Ausdauer) und somit den Schulstoff nicht nacharbeiten müssen. Eine Einbindung von Koordination und propriozeptiven Übungen ist wichtig, zur Sturzprophylaxe.

	Lehrer/innen	Schüler/innen
Handlungsschwerpunkt II	2. *Reduzierung von Erkrankungen des Muskel-Skelett-Systems (speziell Rückenschmerzen)* Begründung: Rückenschmerzen sowohl im Bereich der Halswirbelsäule als auch im Bereich der Lendenwirbelsäule zählt als eines der häufigsten Beschwerden, die von Lehrkräften genannt werden. Deshalb ist eine Schulung und Intervention zur rückengerechten Haltung bzw. Anheben von Gegenständen im Unterricht dringend notwendig. Hinzufügen sollte man eine Anleitung zur Stärkung der Muskulatur in den betroffenen Bereichen um somit Ausfallzeiten zu vermeiden.	2. Primärpräventive Aktivitäten zur Förderung des Nichtrauchens sowie im Umgang mit Alkohol Begründung: Hierbei sollten die Schüler/innen viel mehr darüber informiert werden, welche Auswirkungen Rauchen bzw. Alkohol auf sie haben kann. Dabei sollte auch Referenten diese Vorträge vor den Klassen halten, die von Alkoholsucht beispielsweise betroffen waren, damit es aussagekräftiger ist. Durch diese Vorträge werden Kinder abgeschreckt und fangen gar nicht erst an zu rauchen bzw. Alkohol zu konsumieren.
Handlungsschwerpunkt III	3. *Verbesserung des Ernährungsverhaltens von Lehrkräften im Schulalltag* Begründung: Hierunter versteht man das Bereitstellen von ausreichend Obst und Gemüse für Lehrkräfte. Zudem müssen die Pausenzeiten so angepasst werden, dass die Lehrkräfte genug Zeit haben, um in Ruhe essen zu können und somit auch wieder Stress vorzubeugen. Das Bistro der Grundschule muss gesundes Essen und Trinken integrieren und nicht nur zuckerhaltige Getränke oder Süßigkeiten anbieten um wiederum Krankheiten wie Diabetes vorzubeugen.	3. *Förderung eines gesundheitsgerechten Ernährungsverhaltens sowie die Verbesserung des Speiseangebots* Begründung: Vor allem sollten hierbei auch die Eltern einbezogen werden, denn diese sind oft für die Ernährung der Schüler zuständig. Durch Informationen von Ernährungsberatern soll eine zu einseitige Ernährung vermieden werden. Eine Bereitstellung von Obst und Gemüse soll auch hier zur Verfügung gestellt werden, sodass sich die Kinder in den Pausen selbst bedienen können. Das Essen im Bistro müsste zudem den Genuss von Süßigkeiten etwas einschränken.

2 Schwerpunktthema für ein Projekt zur Gesundheitsförderung gewählten Setting

Tab. 3: Projektskizze zur Gesundheitsförderung im gewählten Setting (eigene Darstellung)

Handlungsansatz
Prävention von körperlicher Inaktivität und damit verbunden, dem Vorbeugen von Muskel-Skelett-Erkrankungen
Übergeordnetes Interventionsziel
Verbesserung der körperlichen Aktivität von Schülern im Schulalltag durch Bewegungsanleitungen bzw. Übungen
Schwerpunktthema
Freier Kopf und gleichzeitig fit im Schulalltag – Zusätzliches Bewegungsprogramm zwischen den Unterrichtsstunden

Verhaltensprävention	Verhältnisprävention
Nennung der Maßnahme:	Nennung der Maßnahme:
- Bewegungsprogramm mit kurzer Informationsphase für eine gute Fitness der Grundschulkinder	- Bereitstellung eines störungsfreien und ausreichend großen Trainingsbereiches und der Bereitstellung von Sportutensilien, welche für das Bewegungsprogramm genutzt werden
Teilziele:	Teilziele:
- Verbesserung der Fitness der Grundschulkinder und die Erkenntnis über die Wichtigkeit solcher Bewegungsprogramme	- Grundschulkinder machen sich vertraut mit den Sportutensilien und führen im Optimalfall auch Übungen zu Hause mit den Eltern aus und binden diese mit ein

Inhalte:	Inhalte:
- Entwicklung und Umsetzung von Übungen zwischen den Unterrichtsstunden und eine Erstellung eines Vortrages bzgl. körperlicher Inaktivität über mögliche Folgen	- Kauf von Sportutensilien, welche für das Bewegungsprogramm relevant sind unter Berücksichtigung des Spaßfaktors der Schüler/innen

Zielgruppe des Projekts sind Schüler zwischen 6 und 10 Jahren, besonders sozial benachteiligte Kinder sollen hiervon profitieren. Denn oft weisen Kinder aus sozial benachteiligten Bereichen, Defizite im Bereich Ausdauer, Geschicklichkeit und Kraft, auf. Dabei ist es wichtig, dass es wenig Sprachbarrieren gibt. Somit könnte man den kurzen Informationsteil spielerisch gestalten, sodass es alle Schüler verstehen. Durch kurze Sporteinheiten zwischen den Unterrichtsstunden ist der Kopf wieder frei, um neuen Lernstoff aufzunehmen. Somit ist es gut für sowohl die Gesundheit als auch für das Wissen der Schüler. Das Schwerpunktthema fiel vor allem auf die Schüler, da man in der Schule durch die Schulpflicht fast 100% der Kinder erreichen kann und somit hier schon Grundsteine für die Prävention gegen später möglich, auftretende Krankheiten legt. Durch die Kinder sollen auch die Eltern dazu bewegt werden aktiv zu werden, um als Vorbild für ihre Kinder zu fungieren. Eine hohe Qualität der Übungen bzw. der Informationenphase ist von hoher Wichtigkeit, denn sollte das Projekt keinen Effekt zeigen, verlieren die Kinder die Lust an den Übungen. Die Bereitstellung von Sportutensilien (Verhältnisprävention) sollte keine große Aufgabe für die Grundschulen sein, denn hierbei müssen es Dinge sein, die man leicht für zu Hause kaufen kann. Die Entwicklung und Ausführung von Informationsvorträgen sollte zu Beginn ein externer und geschulter Mitarbeiter übernehmen, von dem die Lehrkräfte lernen, wie man dies den Kindern übermittelt. Nach einiger Zeit sollten die Lehrkräfte so geschult sein, dass sie es auch alleine bewältigen können und es somit nachhaltig und kostengünstig machen.

3   Recherche Modellprojekt

Tab. 4: Modellprojekt „Fitness für Kids" (eigene Darstellung)

Titel Modellprojekt	„Fitness für Kids" – Frühprävention im Kindergarten- und Grundschulalter
Projektlaufzeit	Beginn: Januar 2002 Abschluss: Kein Ende geplant
Projektträger/Initiatoren & Kooperationspartner	- Fitness für Kids – Verein für Frühprävention e.V. - Kaufmännische Krankenkasse KKH - Landesprogramm Gesunde Kita - Deutsches Diabetes Zentrum Düsseldorf
Ziele	Immer mehr Schüler in Deutschland sind übergewichtig und leiden unter Bewegungsmangel. Um dieser Entwicklung entgegenzuwirken, ist es ein Ziel das regelmäßige, gesundheitsorientierte Bewegung speziell im Kindesalter gefördert wird. Ein weiteres Ziel ist, dass durch eine Schulung der Lehrkräfte, diese nach dem Abschluss des Projekts die Maßnahme auf Dauer kostenneutral weiterführen und somit die Gesundheit der Kinder nachhaltig fördern. Durch den Sport sollen kardiovaskuläre Erkrankungen vermieden werden. Speziell sozial benachteiligte Kinder sollen ihre Defizite aufholen können und in den Alltag eingebunden werden.
Inhalte und Methoden	Das zweijährige Pilotprojekt sollte zu einem Zeitpunkt angesetzt werden, bei dem die Kinder noch keine Defizite aufweisen. Die Präventionsmaßname wurde zunächst in sechs Kitas mit unterschiedlicher Sozialstruktur durchgeführt. Weitere sechs Kitas aus vergleichbaren sozialen Einzugsgebieten dienten als Kontrollgruppe. Um die Wirksamkeit zu überprüfen wurde das Modellprojekt wissenschaftlich begleitet. Die Intervention bestand in einem dreimal wöchentlich jeweils 45-minütigen Bewegungsprogramm, welches zunächst einmal pro Woche von qualifizierten Übungsleitern und die zwei weiteren Male durch geschulte Lehrkräfte vorgeführt wurde. Eine vielfältige spielerische Bewegungserziehung, die neben der Freude an Bewegung die motorischen Grundeigenschaften wie Ausdauer,

	Kraft, Schnelligkeit und Geschicklichkeit der Kinder schulte. Voraussetzung hierfür waren leicht umsetzbare, einfach zu verstehende Übungen bei denen keine großen Sprachbarrieren entstehen. Speziell Bewegungsspiele mit Alltagsmaterialien (zum Beispiel Fliegenklatschen, Spülschwämme, etc.) erwiesen sich als sehr motivierend und sind zugleich eine kostengünstige Alternative zu teuren Sportutensilien. Ein Workshop „Bewegungsspaß im Kindergarten" wurde angeboten neben einer regelmäßigen Schulung der Übungsleiterinnen und -leiter. Somit waren die Lehrkräfte in der Lage die Bewegungserziehung ohne fremde Hilfe völlig selbstständig auszuführen. Da das Angebot bei Kitas so gut ankam, wurde es etwas später auf Grundschulen übertragen und angepasst. Ein weiterer Workshop wurde hinzugefügt, welcher unter dem Motto „Einbeziehung der Eltern" steht. Dabei geht es auf der einen Seite um die Informations- und Aufklärungsarbeit, aber auch durch gemeinsame Aktivitäten von Eltern und Kindern in Form von Eltern-Kind-Bewegungsworkshops. Außerdem soll eine Familienbroschüre mit Bewegungsvorschlägen die Eltern anregen von zu Hause aus aktiv zu werden.
Ergebnisse	Die Ergebnisse der Evaluation zeigen, dass sich die Bewegungsförderung äußerst positiv auf die motorische Entwicklung und den Gesundheitszustand der Schüler auswirkt. Speziell Kindern aus sozial schwachen Familien, deren motorische Leistungsfähigkeit anfänglich deutlich schlechter im Vergleich zu anderen Kindern war, so haben diese Defizite durch die gezielte Bewegungsförderung aufgeholt. Aufgrund dessen wird das Projekt vorrangig in sozialen Brennpunkten angewendet. Da sich das Projekt durch Multiplikationsschulung sehr schnell verbreitete und damit verbunden die Nachhaltigkeit sichergestellt hat, wird es inzwischen in über 500 Kindergärten in Berlin, Potsdam, Oranienburg, Hannover, Braunschweig, Leipzig und Chemnitz und in 40 Berliner Grundschulen umgesetzt. Durch das Einbeziehen von dem langjährigen Partner KKH – Allianz wurde das Projekt um die Module „Bewegungsfreundliche Gestaltung der Kita bzw. Grundschule" und „Einziehung der Eltern" ergänzt. Die Kooperation hat

	es möglich gemacht, dass dieses Projekt seit einigen Jahren für Kindergärten und Grundschulen an neuen Standorten kostenfrei angeboten wird.
Fazit	Schlussendlich kann man sagen, dass gesundheitsförderliche Aspekte aufgrund der vorhandenen Defizite, vor allem in sozial benachteiligten Regionen von hoher Wichtigkeit ist. Des Weiteren ist eine gute Qualität der Maßnahme wichtig, denn sonst zeigen sich keine Effekte bei den Kindern. Die Einplanung von genügend Zeit für eine Schulungsphase der Multiplikatoren darf nicht außer Acht gelassen werden. Die Fachkräfte sollten ca. ein halbes Jahr vor Ort bei der Durchführung von Interventionen unterstützt und begleitet werden, damit das erforderliche Know-how erworben wird. Eine ausreichende Evaluation der umgesetzten Maßnahmen sollte durchgeführt werden um die Wirksamkeit zu belegen und somit auch positive Effekte den Geldgebern aufweisen kann.
Literaturquellen	Ketelhut, K. (2005). Fitness für Kids – Frühprävention im Kindergarten- und Grundschulalter. Zugriff am 03.05.20. Verfügbar unter https://www.gesundheitliche-chancengleichheit.de/good-practice/fitness-fuer-kids/?uid=ef8d84f60f7819f75ee31cd81f054544
	Ketelhut, K., Mohasseb, I., Scheffler, C., Gericke, C. & Ketelhut, R. (2005). Verbesserung der Motorik und des kardiovaskulären Risikos durch Sport. Deutsches Ärzteblatt, 16:1128-1136.
	Ketelhut, K., Mohasseb, I. & Ketelhut, R. (2007). Bewegungsförderung im Kindergarten – Fitness für Kids. Haltung und Bewegung, 1, S.5-10.
	Ketelhut, K. (2009). Strategien einer gesundheitsorientierten Bewegungsförderung im Kindes- und Jugendalter. Synergien nutzen, besser essen Kinder bewegen. Kinderturn-Kongress Empirische Pädagogik e.V. Landau 2009, 63-79.
	Ketelhut, K., Mohasseb, I. & Ketelhut, R. (2010). Einfluss eines regelmäßigen Bewegungsprogramms auf die Blutdruckentwicklung in Ruhe und bei Belastung sowie motorische Parameter bei Kindergartenkindern. Schweizer Zeitschrift für Sportmedizin und Sporttraumatologie Volume 58, (4) S.115-119

4 Literaturverzeichnis

DAK-Gesundheit (2017). Gesundheit der Lehrkräfte. Befragung der Lehrkräfte der fit4future-Schulen bei Projektbeginn. Zugriff am 29.04.20. Verfügbar unter https://www.dak.de/dak/download/studie-lehrergesundheit-2116134.pdf

Ketelhut, K. (2005). Fitness für Kids – Frühprävention im Kindergarten- und Grundschulalter. Zugriff am 03.05.20. Verfügbar unter https://www.gesundheitliche-chancengleichheit.de/good-practice/fitness-fuer-kids/?uid=ef8d84f60f7819f75ee31cd81f054544

Ketelhut, K., Mohasseb, I., Scheffler, C., Gericke, C. & Ketelhut, R. (2005). Verbesserung der Motorik und des kardiovaskulären Risikos durch Sport. Deutsches Ärzteblatt, 16:1128-1136.

Ketelhut, K., Mohasseb, I. & Ketelhut, R. (2007). Bewegungsförderung im Kindergarten – Fitness für Kids. Haltung und Bewegung, 1, S.5-10.

Ketelhut, K. (2009). Strategien einer gesundheitsorientierten Bewegungsförderung im Kindes- und Jugendalter. Synergien nutzen, besser essen Kinder bewegen. Kinderturn-Kongress Empirische Pädagogik e.V. Landau 2009, 63-79.

Ketelhut, K., Mohasseb, I. & Ketelhut, R. (2010). Einfluss eines regelmäßigen Bewegungsprogramms auf die Blutdruckentwicklung in Ruhe und bei Belastung sowie motorische Parameter bei Kindergartenkindern. Schweizer Zeitschrift für Sportmedizin und Sporttraumatologie Volume 58, (4) S.115-119

Krause A., Meder, L., Philipp A. & Schüpbach H. (2010). Gesundheit, Arbeitssituation und Leistungsfähigkeit der Lehrkräfte. Zugriff am 29.04.20. Verfügbar unter https://www.researchgate.net/profile/Andreas_Krause4/publication/274083689_Gesundheit_Arbeitssituation_und_Leistungsfahigkeit_der_Lehrkrafte/links/55171c940cf2d70ee2772995.pdf

Krug, S., Finger, J., Lange, C., Richter, A. & Mensink, G. (2018). Sport- und Ernährungsverhalten bei Kindern und Jugendlichen in Deutschland – Querschnittergebnisse aus KiGGS Welle 2 und Trends. Berlin: Robert Koch-Institut

Robert Koch-Institut & Bundeszentrale für gesundheitliche Aufklärung (2008). Erkennen – Bewerten – Handeln: Zur Gesundheit von Kindern und Jugendlichen in Deutschland. Berlin: Robert Koch-Institut. Zugriff am 29.04.20. Verfügbar unter https://www.rki.de/DE/Content/Gesundheitsmonitoring/Studien/Kiggs/Basiserhebung/KiGGS_GPA.pdf?__blob=publicationFile

Weber, A., Weltle, D. & Lederer P. (2003). Frühpensionierung statt Prävention? – Zur Problematik der Frühinvalidität im Schuldienst. *Arbeitsmedizin Sozialmedizin Umweltmedizin, 38,* 376-384.

XY Ramstein-Miesenbach (o.J.). Zugriff am 27.04.20. Verfügbar unter https://www.gs-ramstein.de/

5 Abbildungs- und Tabellenverzeichnis

5.1 Abbildungsverzeichnis

5.2 Tabellenverzeichnis

BEI GRIN MACHT SICH IHR WISSEN BEZAHLT

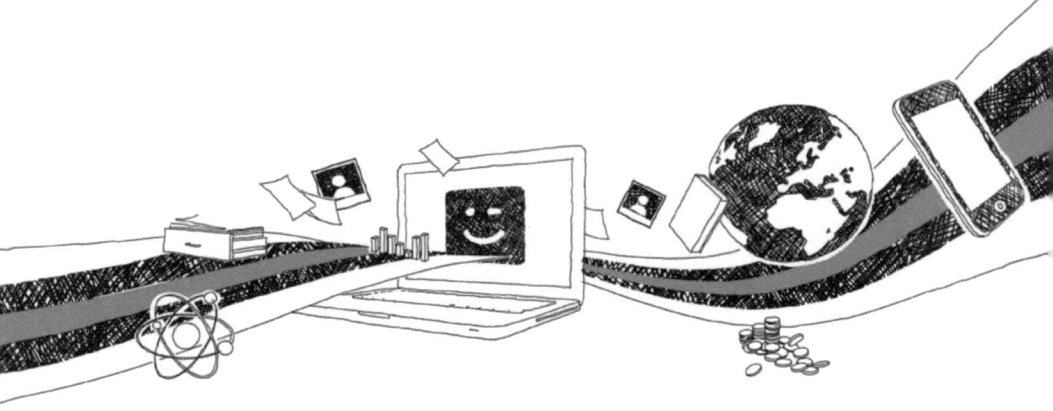

- Wir veröffentlichen Ihre Hausarbeit,
  Bachelor- und Masterarbeit

- Ihr eigenes eBook und Buch -
  weltweit in allen wichtigen Shops

- Verdienen Sie an jedem Verkauf

Jetzt bei www.GRIN.com hochladen und kostenlos publizieren

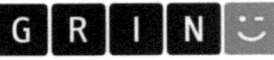